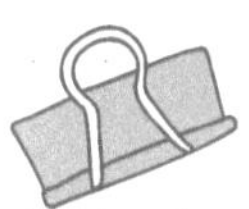

# MON JOURNAL DE FIV

## CE CARNET

appartient à:

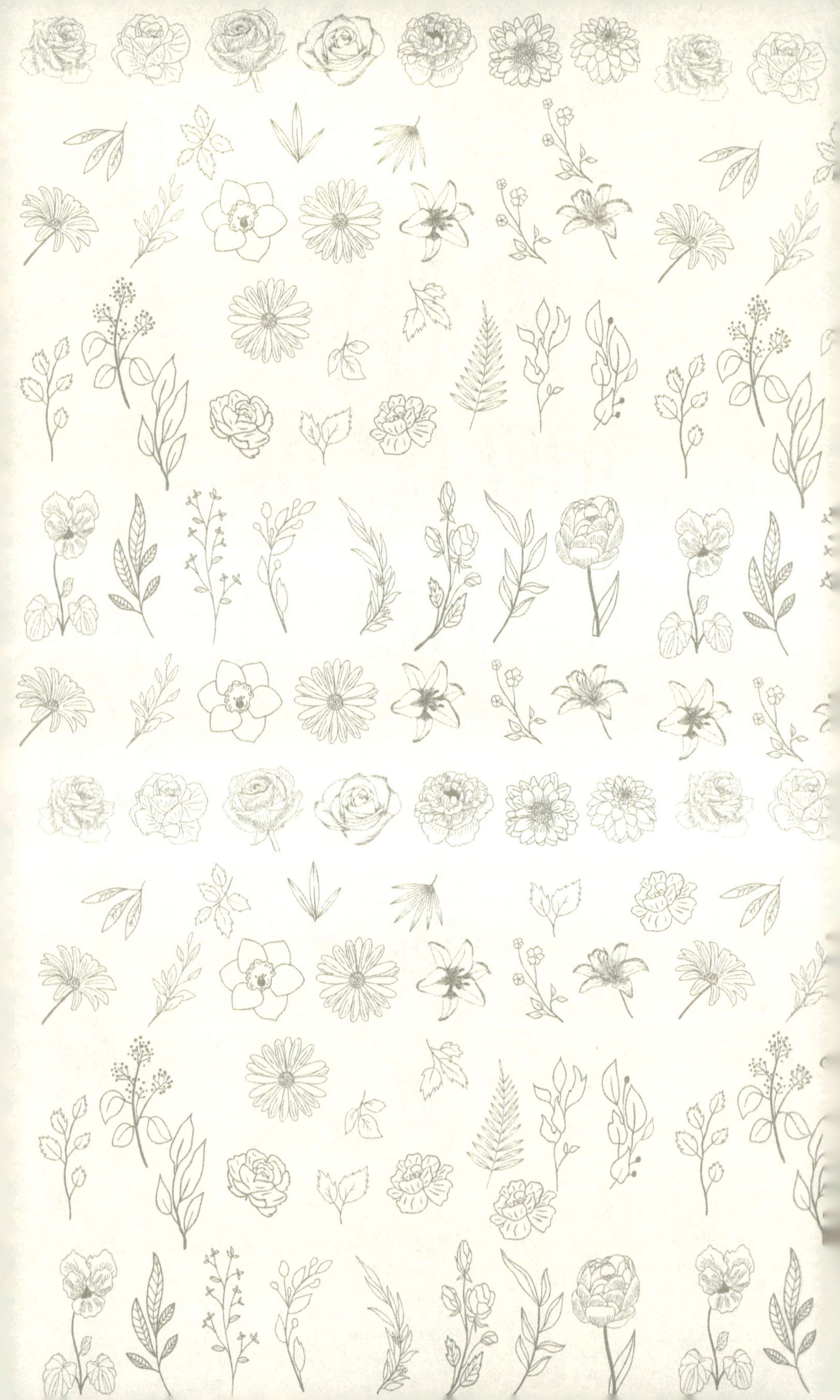

# POURQUOI

## Ce journal

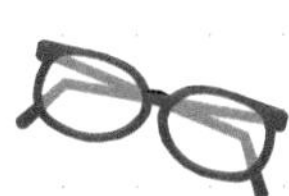

Ce journal est créé pour vous permettre de planifier tous vos rendez-vous et de garder une trace de toutes les informaions importantes durant votre parcours de FIV. Il est sera votre meilleur compagnon de route.

Ce Journal sera divisé en pliusieurs parties :

- L'index
- Un planning
- Un Bloc-Notes
- Histoire du couple
- Liste des interlocuteurs
- Suivi des dépenses
- Les examens préalables

- Suivi des prises de Médicaments
- Suivi des prises de sang
- Suivi des échographies
- Infos sur le déclenchement
- Infos sur la ponction
- Infos sur le transfert
- le teste de grossesse
- Les Citation motivantes

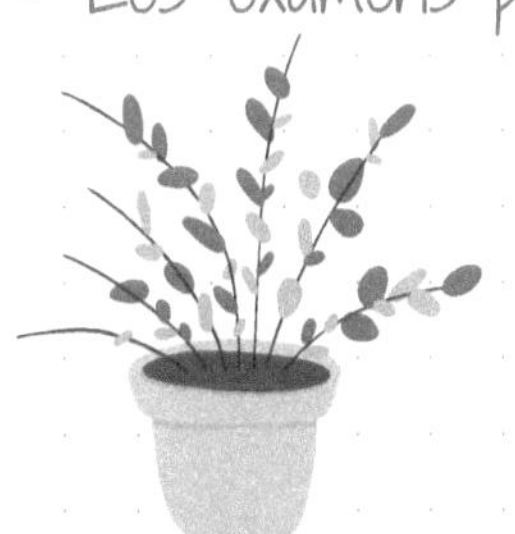

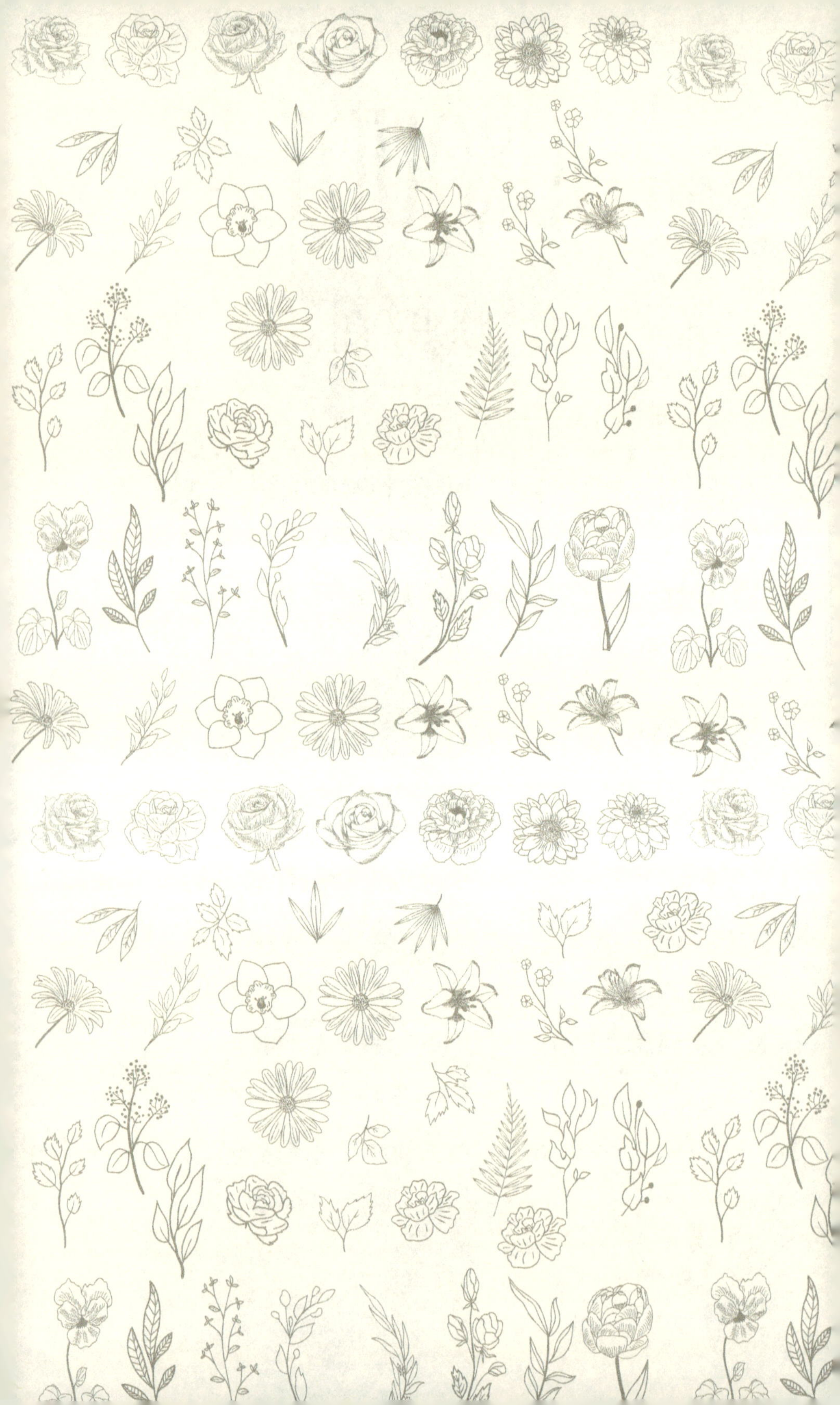

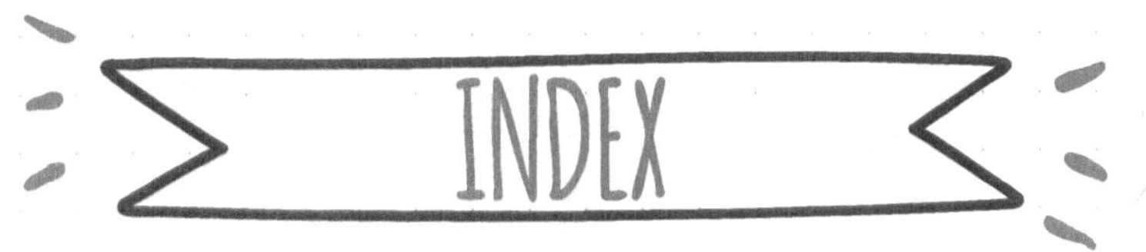

# INDEX

Je note ici dans l'ordre d'apparition, les pages des parties que je souhaite retrouver rapidement.

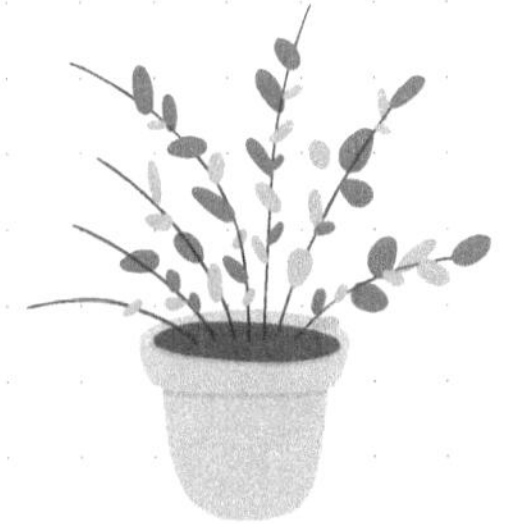

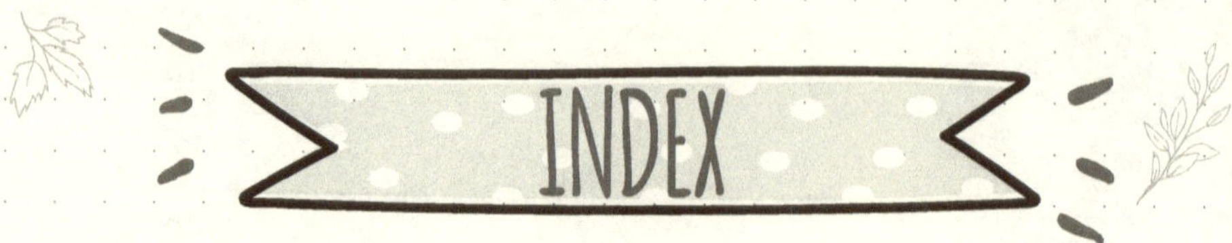



Je note ici dans l'ordre d'apparition, les pages des parties que je souhaite retrouver rapidement.

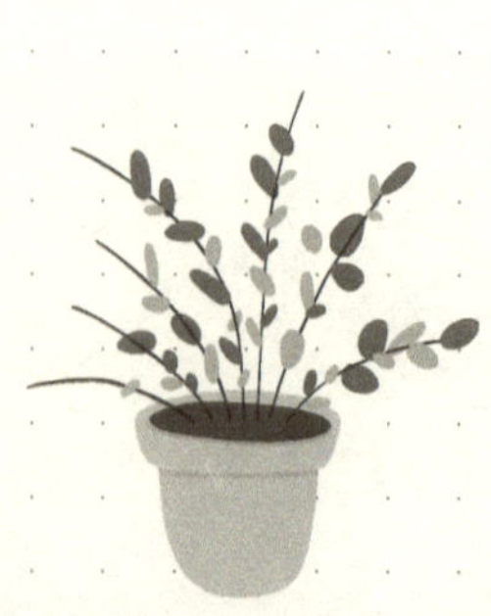

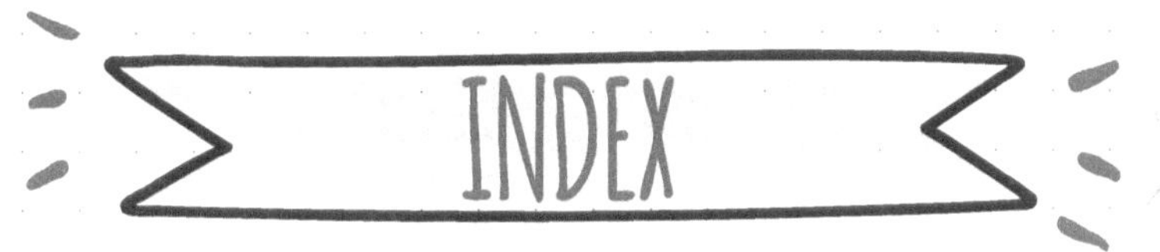



Je note ici dans l'ordre d'apparition, les pages des parties que je souhaite retrouver rapidement.

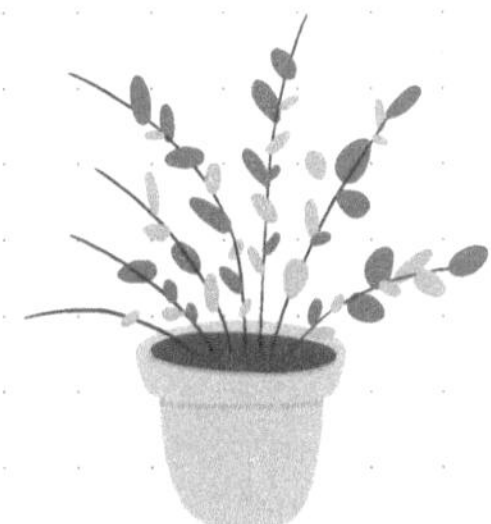

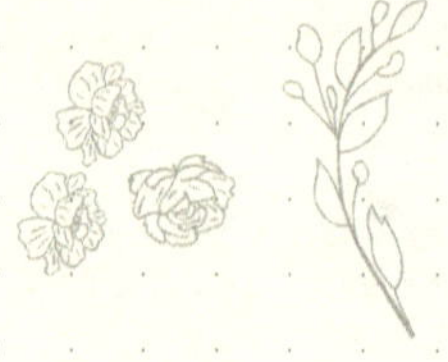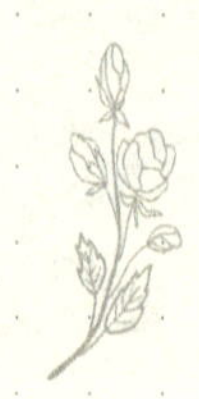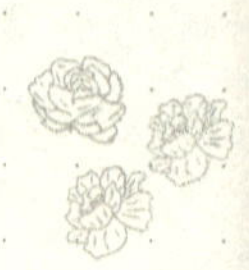

# MES RÉFLEXIONS

ICI je note mes réflexions, mon état d'esprit
et tout ce qui me passe par la tête.

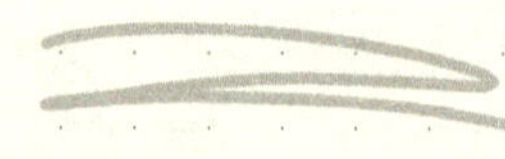

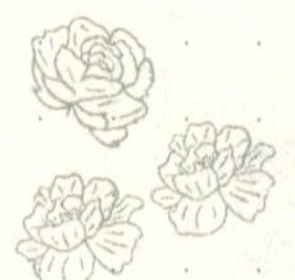

# Mon Kit De Survie

## À LA FIV

1. Avoir un partenaire/entourage qui vous soutient
2. Prévoir un bon ventilateur
3. Prévoir des moments de sieste
4. Prévoir des livres, films et séries
5. Prévoir un endroit dédié à la maison
6. Prévoir le matériel pour les injections
7. Prévoir du Paracétamole
8. Prévoir des feutres
9. Prévoir des séances de massage

...

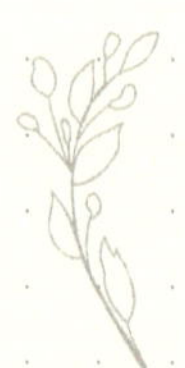

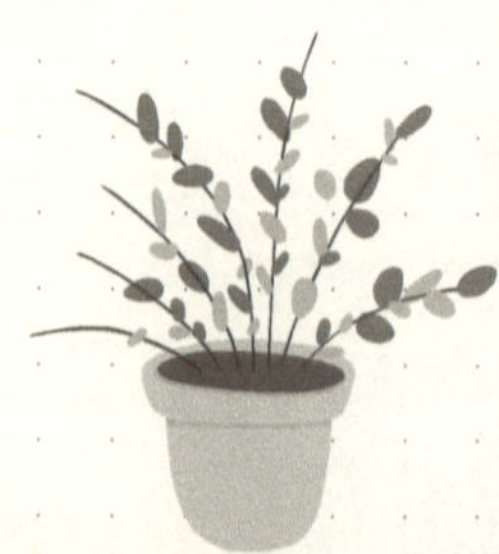

Je note ici les autres élements dont j'aurai
besoin pour mon parcours de FIV.

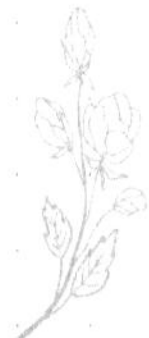

# NOTRE HISTOIRE

**TOI**

Prénom:
Né le:

**MOI**

Prénom:
Née le:

Date de notre rencontre :  ___________________

Notre Lieu de rencontre :  ___________________

Quel temps fesait-il ? :

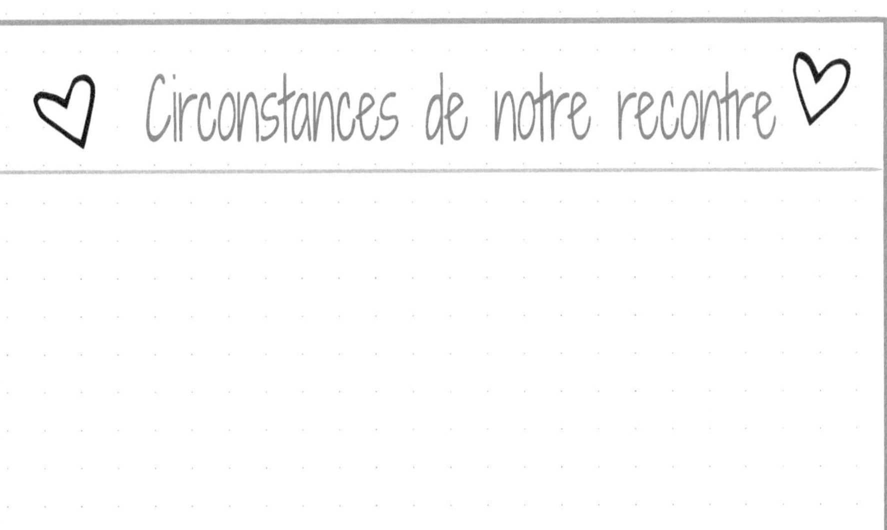

♡ Circonstances de notre recontre ♡

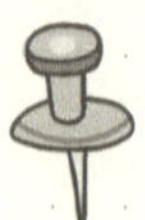 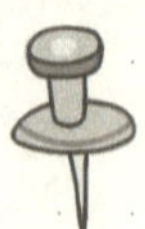

# Mes Interlocuteurs

Sur ces pages je note les coordonnées de tous mes interlocuteurs durant mon parcours de FIV.

## Docteur

Adresse :

Téléphone :
Email :

## Centre PMA

Adresse :

Téléphone :
Email :

## Laboratoire

Adresse :

Téléphone :
Email :

## Échographe

Adresse :

Téléphone :
Email :

## Pharmacien(ne)

Adresse :

Téléphone :
Email :

## Infirmier(e)

Adresse :

Téléphone :
Email :

# MES INTERLOCUTEURS

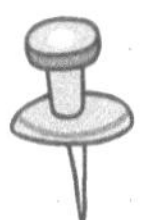 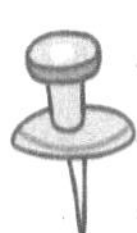

Sur ces pages je note les coordonnées de tous mes interlocuteurs durant mon parcours de FIV.

### Anesthésiste

Adresse :

Téléphone :

Email :

### Autre

Adresse :

Téléphone :

Email :

### Autre

Adresse :

Téléphone :

Email :

### Autre

Adresse :

Téléphone :

Email :

### Autre

Adresse :

Téléphone :

Email :

### Autre

Adresse :

Téléphone :

Email :

# Suivi des Dépenses

| Date | Examen | Montant | Remb. Sécu. | Remb. Mutuelle |
|------|--------|---------|-------------|----------------|
|  |  | ........€ |  |  |
|  |  | ........€ |  |  |
|  |  | ........€ |  |  |
|  |  | ........€ |  |  |
|  |  | ........€ |  |  |
|  |  | ........€ |  |  |
|  |  | ........€ |  |  |
|  |  | ........€ |  |  |
|  |  | ........€ |  |  |
|  |  | ........€ |  |  |
|  |  | ........€ |  |  |
|  |  | ........€ |  |  |
|  |  | ........€ |  |  |

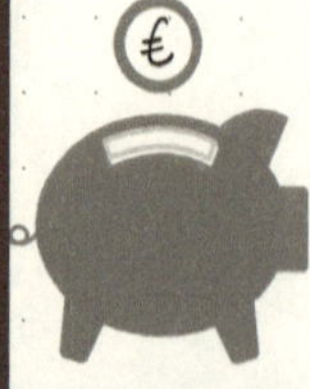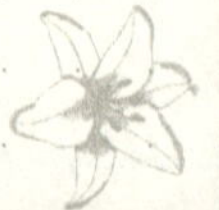

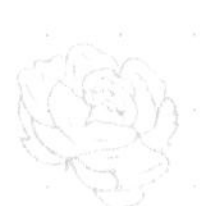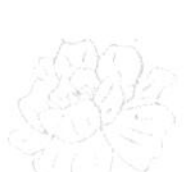

# SUIVI DES DÉPENSES

| Date | Examen | Montant | Remb. Sécu. | Remb. Mutuelle |
|------|--------|---------|-------------|----------------|
|  |  | ........€ |  |  |
|  |  | ........€ |  |  |
|  |  | ........€ |  |  |
|  |  | ........€ |  |  |
|  |  | ........€ |  |  |
|  |  | ........€ |  |  |
|  |  | ........€ |  |  |
|  |  | ........€ |  |  |
|  |  | ........€ |  |  |
|  |  | ........€ |  |  |
|  |  | ........€ |  |  |
|  |  | ........€ |  |  |
|  |  | ........€ |  |  |

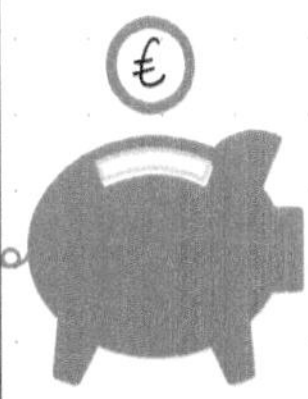

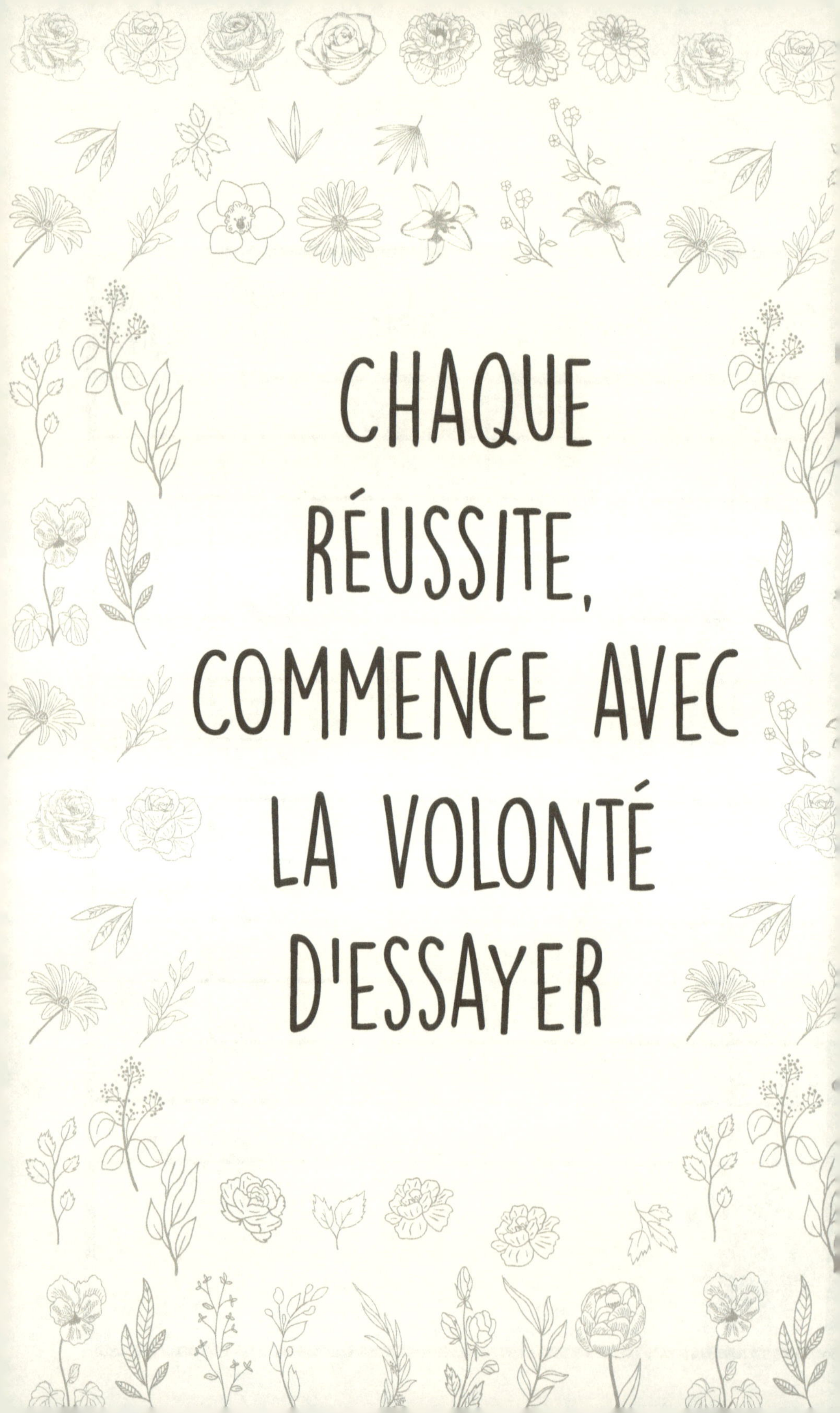

CHAQUE
RÉUSSITE,
COMMENCE AVEC
LA VOLONTÉ
D'ESSAYER

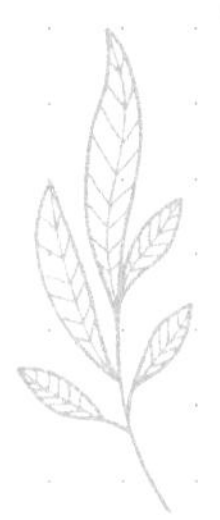

# EXAMENS PRÉALABLES

## à la FIV

Je note dans ces pages toutes les informations importantes retenues lors du premier rendez-vous au centre de PMA ainsi que tous les examens préalables à la FIV.

Date du 1er Rendez-vous : ___________________

Résultats de l'entretien :

# Examens préalables

à la FIV

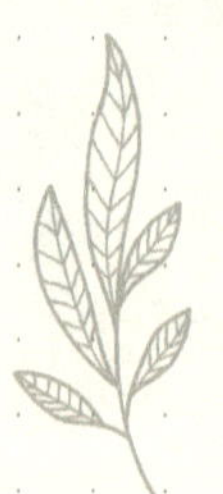

# à la FIV

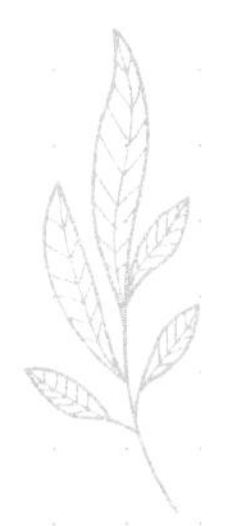

## Sérologie

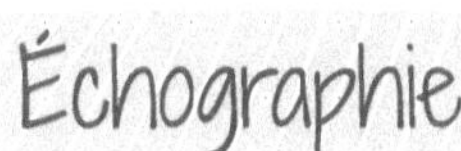

toi

moi

Date :

Lieu :

## Échographie

Date :

Lieu :

## Hystérosalpingographie

Date :

Lieu :

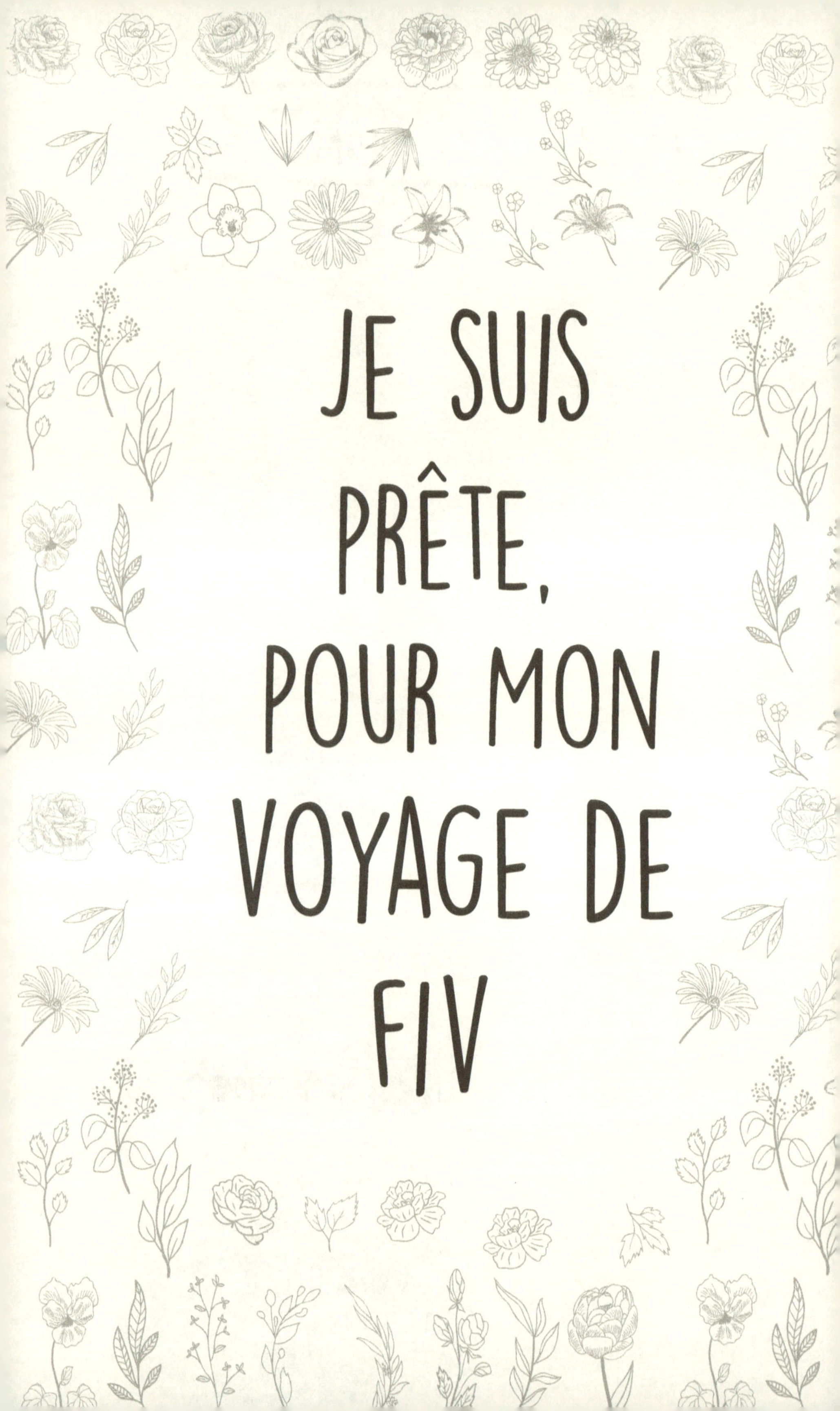

JE SUIS
PRÊTE,
POUR MON
VOYAGE DE
FIV

# Mon Planning

ICI je planifie tous mes RDV, je notes mes tâches à faire et mes prises de médicaments.

Cette partie est constituée des pages suivantes :

* Un Planning Mensuel
* Un Planning Hebdomadaire
* Un Bloc-notes

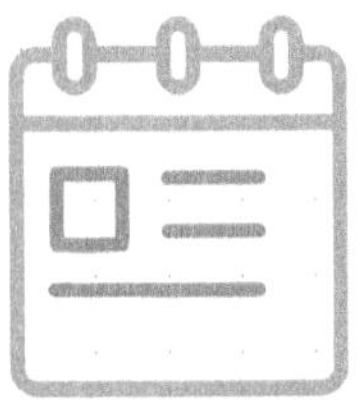

 # PLANNING MENSUEL 

ICI Je note TOUS mes RDV

| | | | |
|---|---|---|---|
| J1 | J2 | J3 | J4 |
| J5 | J6 | J7 | J8 |
| J9 | J10 | J11 | J12 |
| | J13 | J14 | J15 |

# 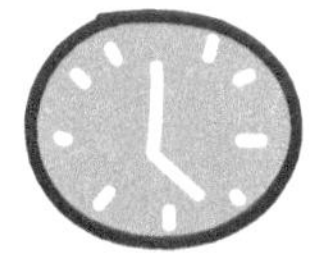 Planning Mensuel 

ICI Je note TOUS mes RDV

| | | | |
|---|---|---|---|
| J16 | J17 | J18 | J19 |
| J20 | J21 | J22 | J23 |
| J24 | J25 | J26 | J27 |
| J28 | J29 | J30 | J31 |

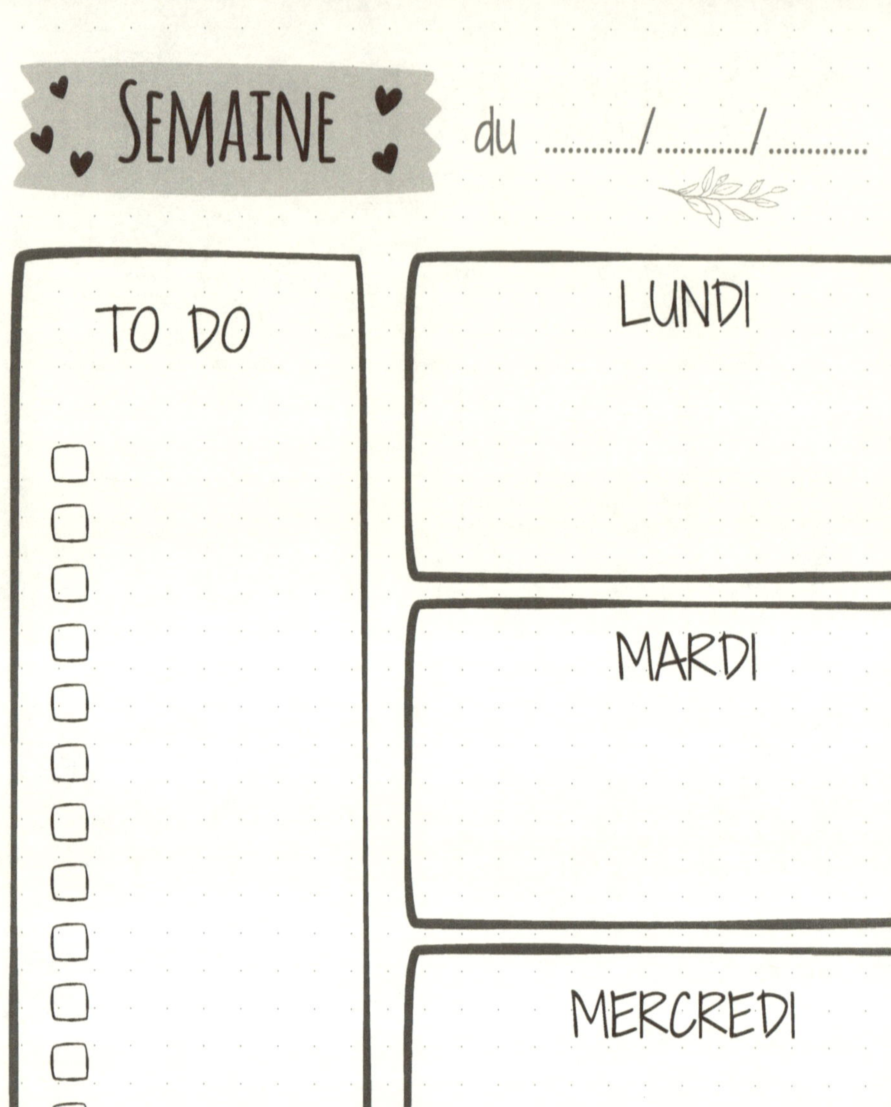

SEMAINE
du ........../ ........../ ............
TO DO
LUNDI
MARDI
MERCREDI
Notes
JEUDI

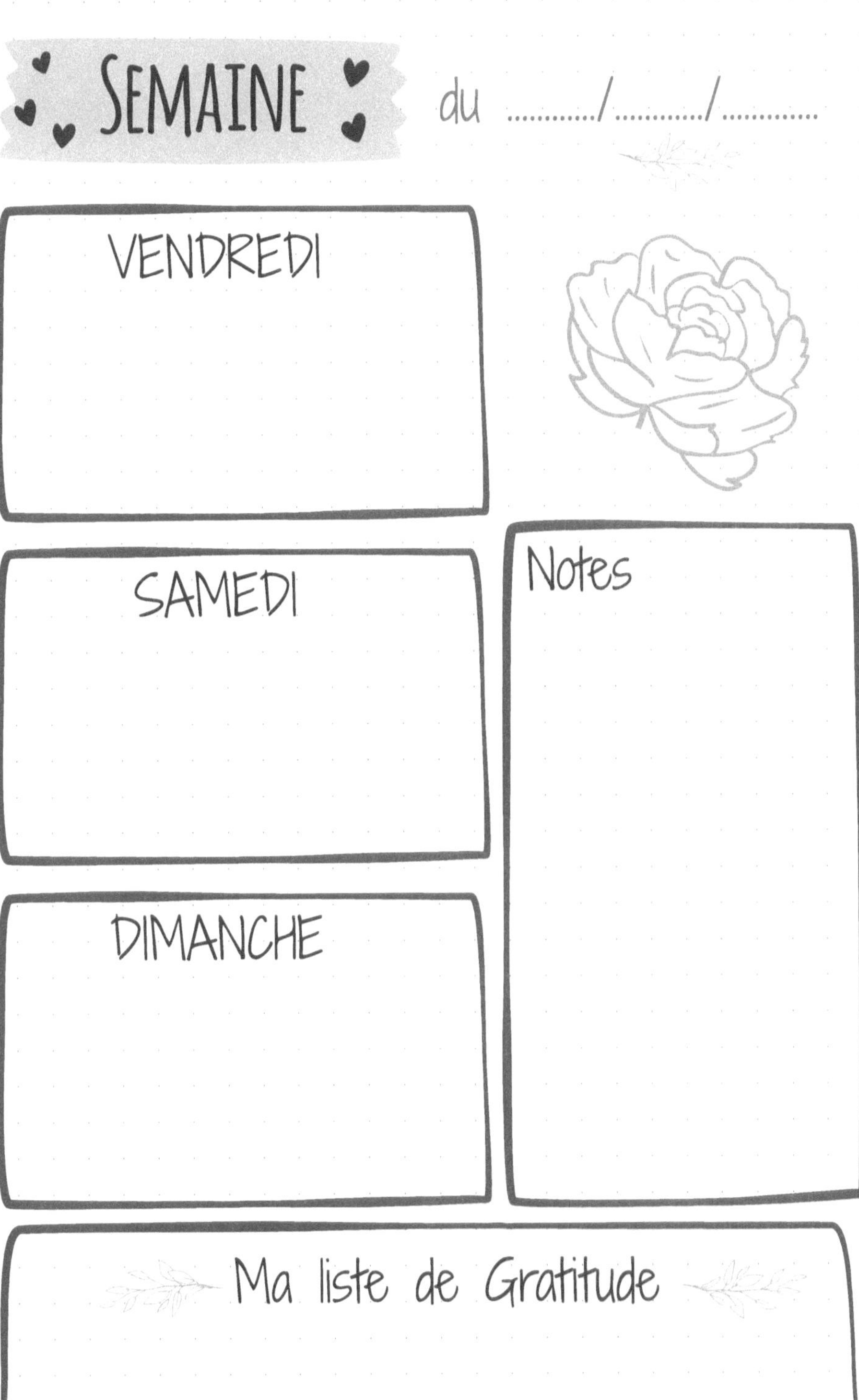

SEMAINE du ........../........../..........

VENDREDI

SAMEDI

DIMANCHE

Notes

Ma liste de Gratitude

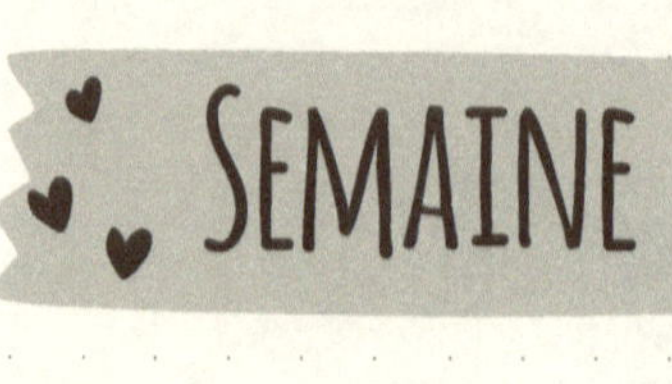


du ............./ ............./ ..............

## TO DO

## LUNDI

## MARDI

## MERCREDI

## Notes

## JEUDI

# SEMAINE du ........./........./.............

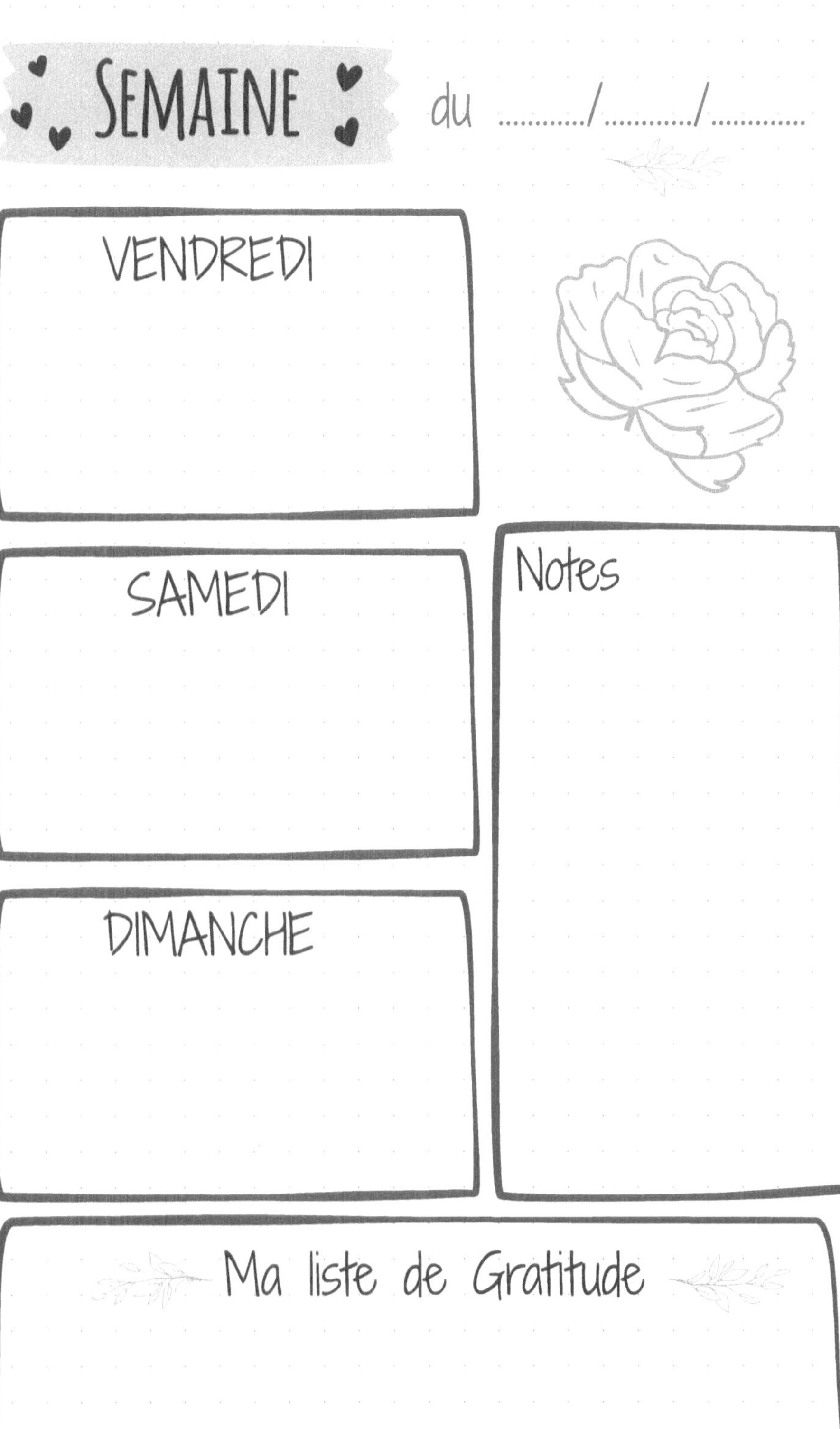

### VENDREDI

### SAMEDI

### DIMANCHE

### Notes

## Ma liste de Gratitude

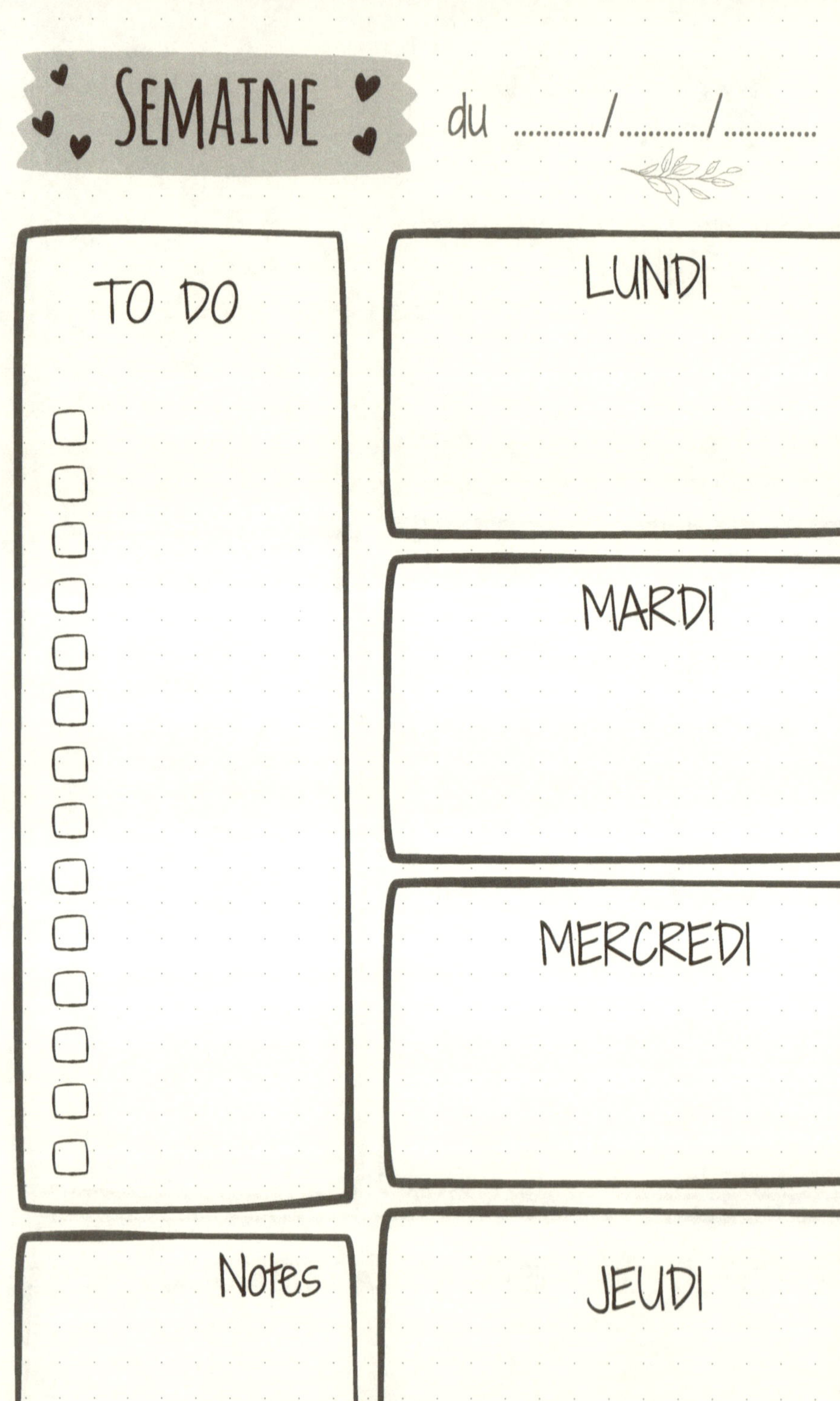

SEMAINE

du ........./........./...........

TO DO

LUNDI

MARDI

MERCREDI

Notes

JEUDI

# SEMAINE du ........../.........../..............

## VENDREDI

## SAMEDI

## DIMANCHE

## Notes

## Ma liste de Gratitude

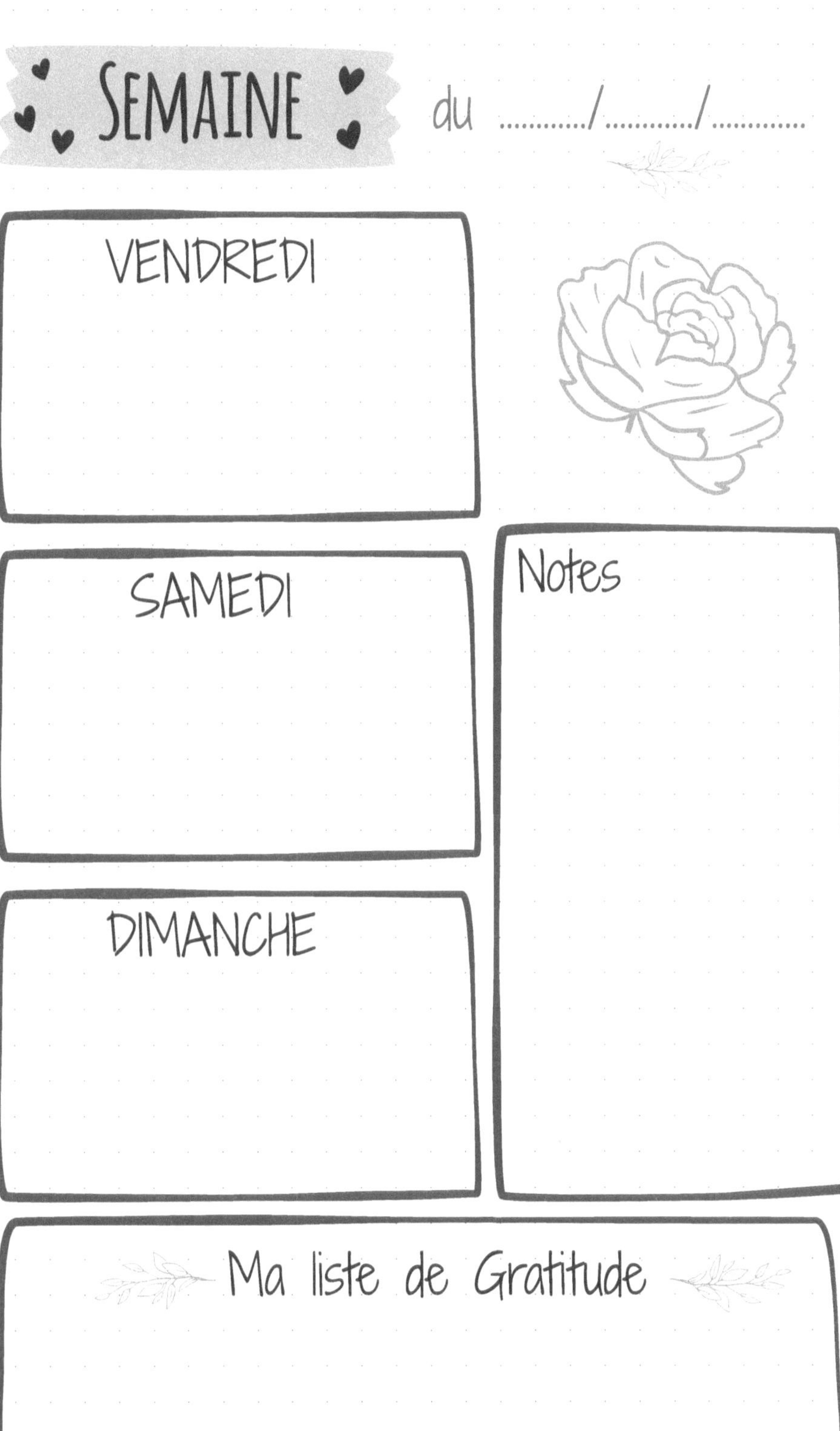

# SEMAINE du ........./........./..............

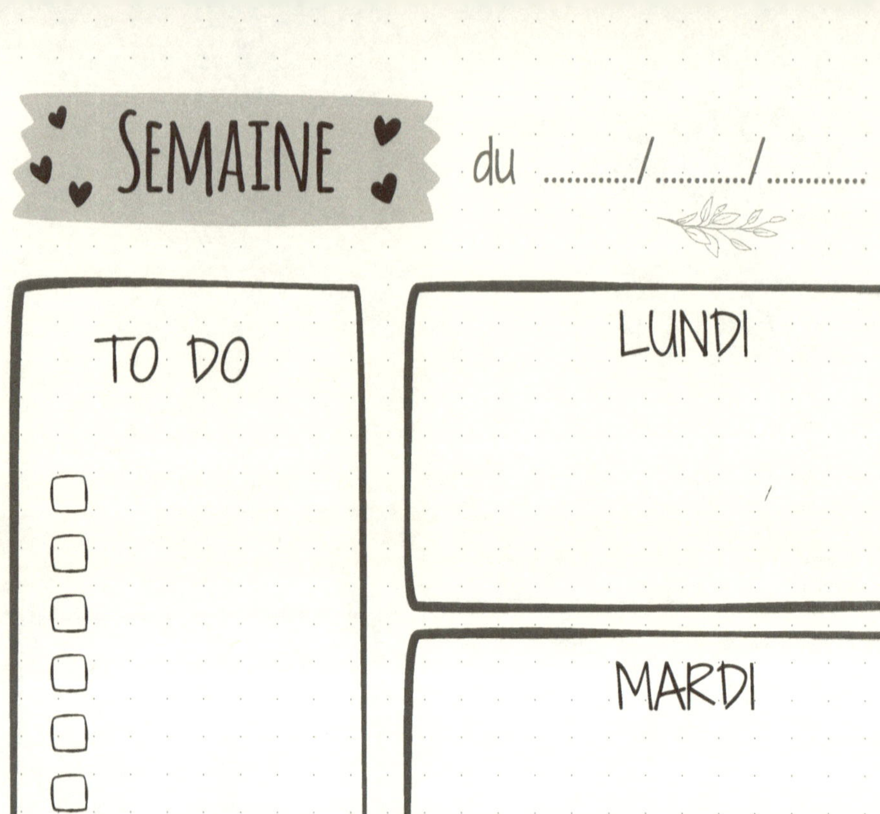

TO DO

LUNDI

MARDI

MERCREDI

Notes

JEUDI

# SEMAINE du ............/............/............

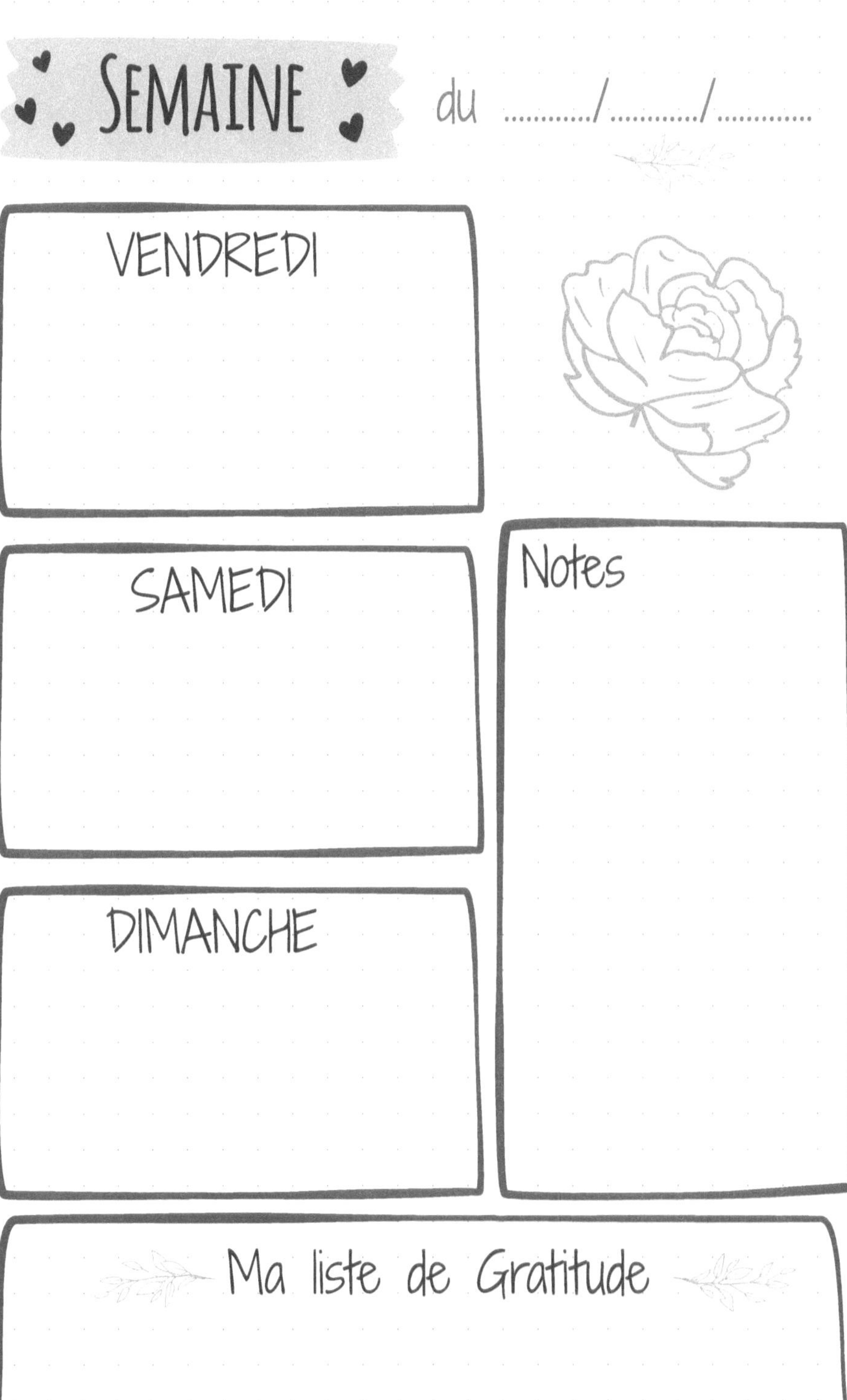

## VENDREDI

## SAMEDI

## DIMANCHE

## Notes

## Ma liste de Gratitude

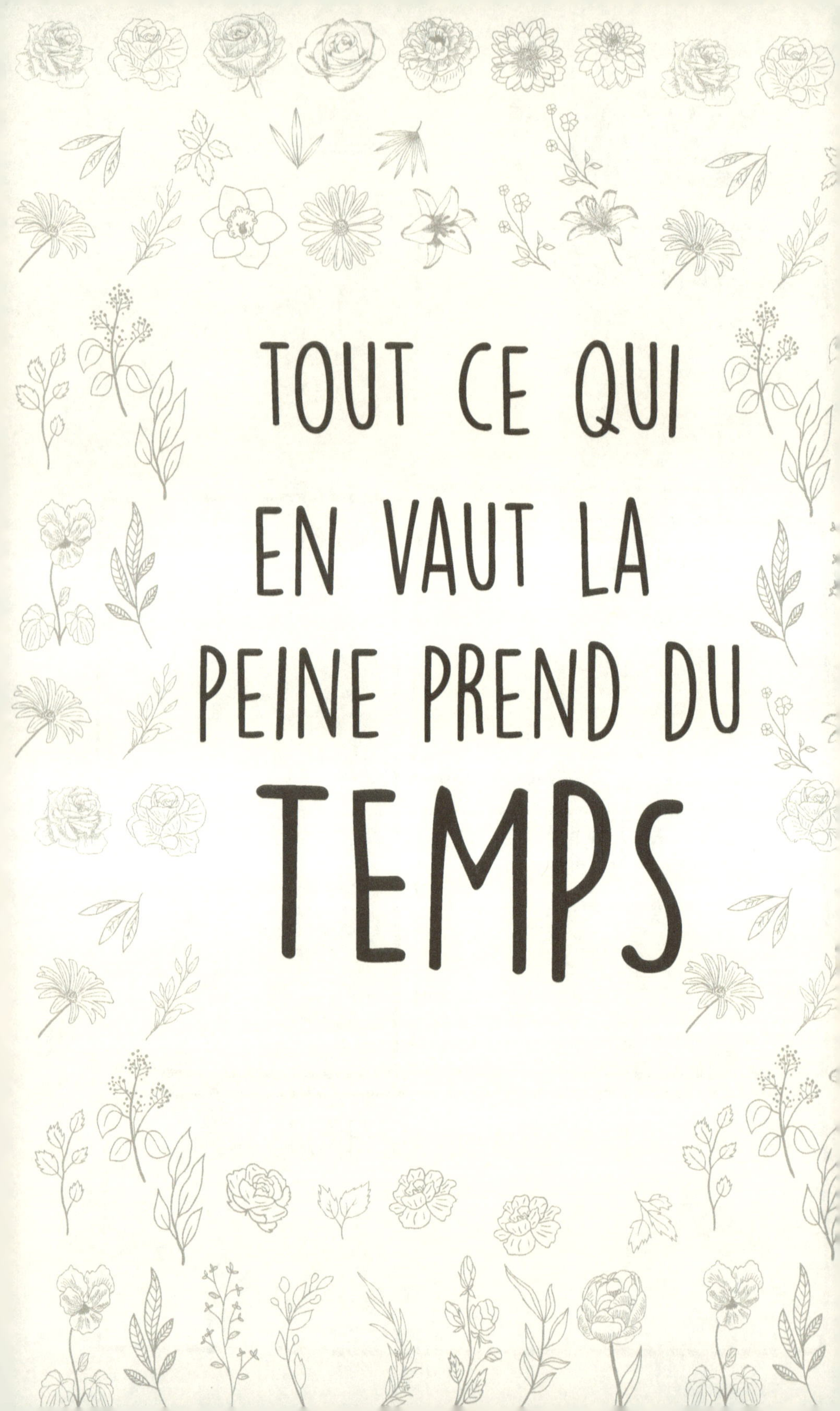

TOUT CE QUI
EN VAUT LA
PEINE PREND DU
TEMPS

# LA STIMULATION

Je suis prête à débuter
mon parcours FIV.

Dans ces pages je vais noter toutes les
informations concernant mon traitement pour
la stimulaiton ovarienne. C'est à dire :

✔ Mes prises de médicaments
✔ Mes prises de Sang
✔ Mes Échographies

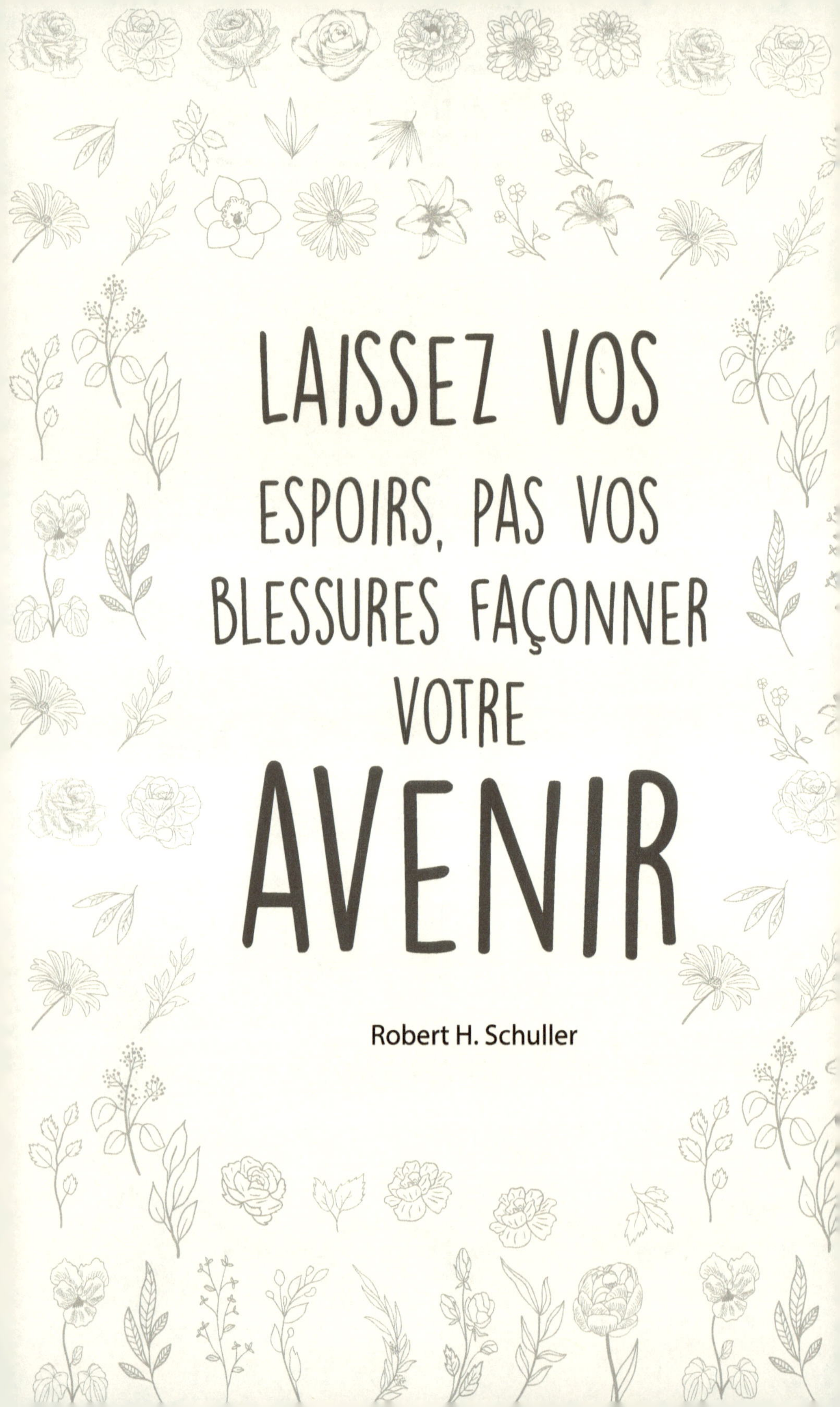

LAISSEZ VOS ESPOIRS, PAS VOS BLESSURES FAÇONNER VOTRE AVENIR
Robert H. Schuller

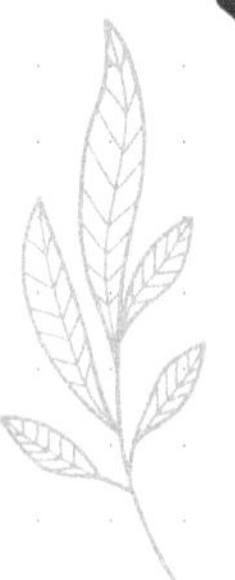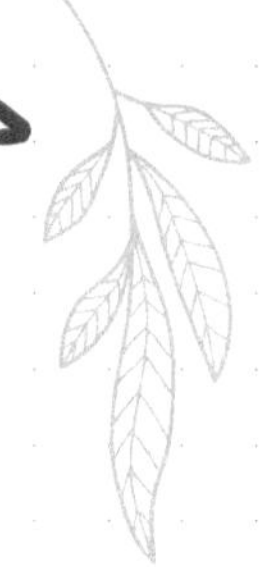



Je vais suivre un parcours

☐  Protocole court

☐  Protocole long

☐  Protocole sur cycle naturel

Date de démarrage

........../........../..........

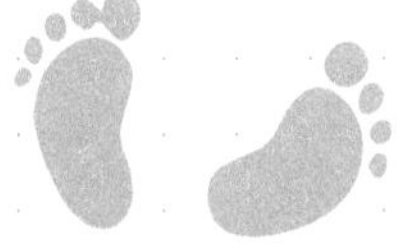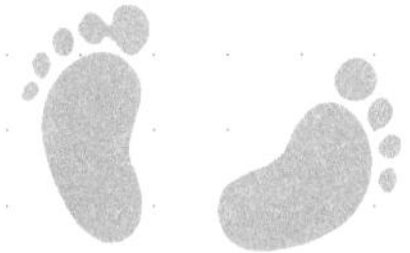

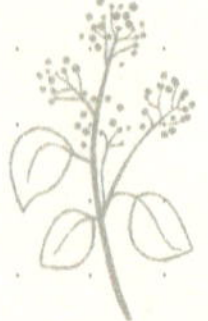
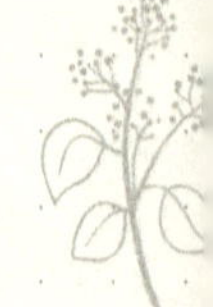

# Mes Prises de Médicaments

Je note ici mes prises de médicaments
et injections

| Date | Médicament | Dosage |
| --- | --- | --- |
|  |  |  |
|  |  |  |
|  |  |  |
|  |  |  |
|  |  |  |
|  |  |  |
|  |  |  |

# Mes Prises de Médicaments

Je note ici mes prises de médicaments
et injections

| Date | Médicament | Dosage |
| --- | --- | --- |
|  |  |  |
|  |  |  |
|  |  |  |
|  |  |  |
|  |  |  |
|  |  |  |
|  |  |  |

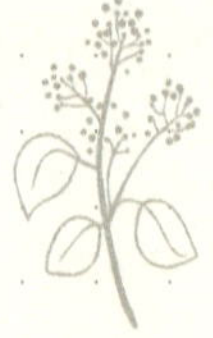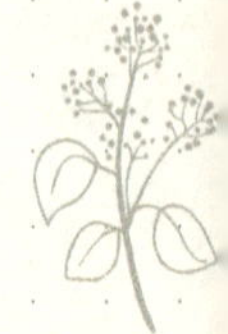

# Mes Prises de Médicaments

Je note ici mes prises de médicaments
et injections

| Date | Médicament | Dosage |
| --- | --- | --- |
|  |  |  |
|  |  |  |
|  |  |  |
|  |  |  |
|  |  |  |
|  |  |  |
|  |  |  |

# Mes Prises de Médicaments

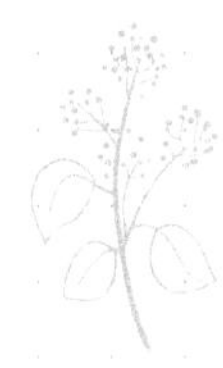

Je note ici mes prises de médicaments
et injections

| Date | Médicament | Dosage |
|---|---|---|
|  |  |  |
|  |  |  |
|  |  |  |
|  |  |  |
|  |  |  |
|  |  |  |
|  |  |  |

# Mes Prises de Sang

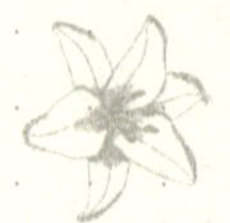 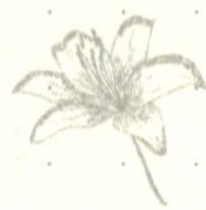

Je note ici mes prises de Sang

| Date | LH | Oestradiol | Progesterone |
|------|-----|------------|--------------|
|      |     |            |              |
|      |     |            |              |
|      |     |            |              |
|      |     |            |              |
|      |     |            |              |
|      |     |            |              |
|      |     |            |              |

# MES PRISES DE SANG

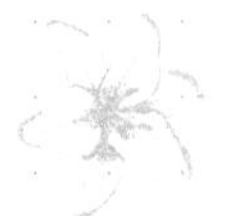

Je note ici mes prises de Sang

| Date | LH | Oestradiol | Progesterone |
| --- | --- | --- | --- |
|  |  |  |  |
|  |  |  |  |
|  |  |  |  |
|  |  |  |  |
|  |  |  |  |
|  |  |  |  |
|  |  |  |  |

# Mes Prises de Sang

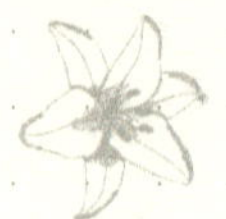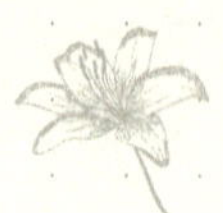

Je note ici mes prises de Sang

| Date | LH | Oestradiol | Progesterone |
|------|-----|-----------|--------------|
|      |     |           |              |
|      |     |           |              |
|      |     |           |              |
|      |     |           |              |
|      |     |           |              |
|      |     |           |              |
|      |     |           |              |

# MES PRISES DE SANG

Je note ici mes prises de Sang

| Date | LH | Oestradiol | Progesterone |
| --- | --- | --- | --- |
|  |  |  |  |
|  |  |  |  |
|  |  |  |  |
|  |  |  |  |
|  |  |  |  |
|  |  |  |  |
|  |  |  |  |

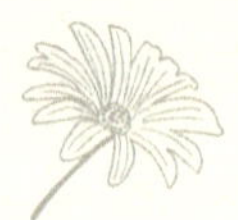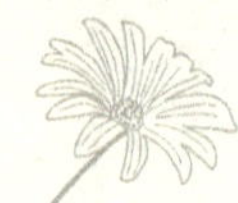

# MES ÉCHOGRAPHIES

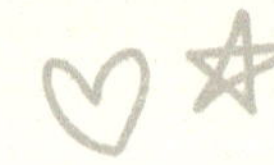

Je note ici mes échographies, la taille et le nombre de follicules

| Date | Ovaire droit | Ovaire gauche | Endomètre |
|---|---|---|---|
|  |  |  |  |
|  |  |  |  |
|  |  |  |  |
|  |  |  |  |
|  |  |  |  |
|  |  |  |  |
|  |  |  |  |

# MES ÉCHOGRAPHIES

 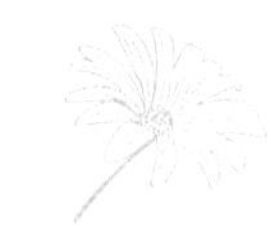

Je note ici mes échographies, la taille et le nombre de follicules

| Date | Ovaire droit | Ovaire gauche | Endomètre |
| --- | --- | --- | --- |
|  |  |  |  |
|  |  |  |  |
|  |  |  |  |
|  |  |  |  |
|  |  |  |  |
|  |  |  |  |
|  |  |  |  |

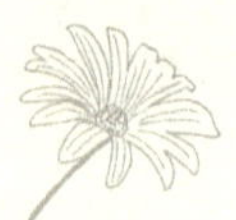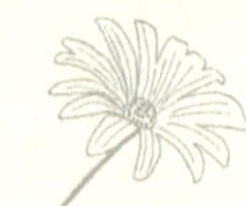

# MES ÉCHOGRAPHIES

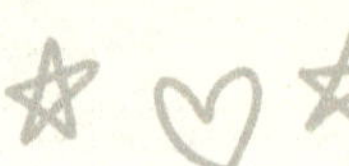

Je note ici mes échographies, la taille et le nombre de follicules

| Date | Ovaire droit | Ovaire gauche | Endomètre |
| --- | --- | --- | --- |
|  |  |  |  |
|  |  |  |  |
|  |  |  |  |
|  |  |  |  |
|  |  |  |  |
|  |  |  |  |
|  |  |  |  |

# MES ÉCHOGRAPHIES

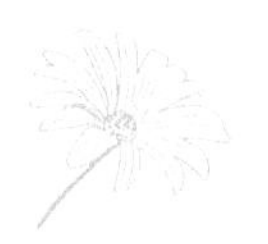 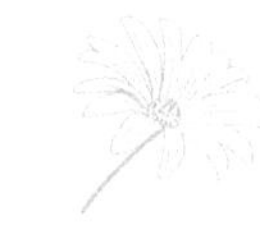

Je note ici mes échographies, la taille et le nombre de follicules

| Date | Ovaire droit | Ovaire gauche | Endomètre |
|------|--------------|---------------|-----------|
|  |  |  |  |
|  |  |  |  |
|  |  |  |  |
|  |  |  |  |
|  |  |  |  |
|  |  |  |  |
|  |  |  |  |

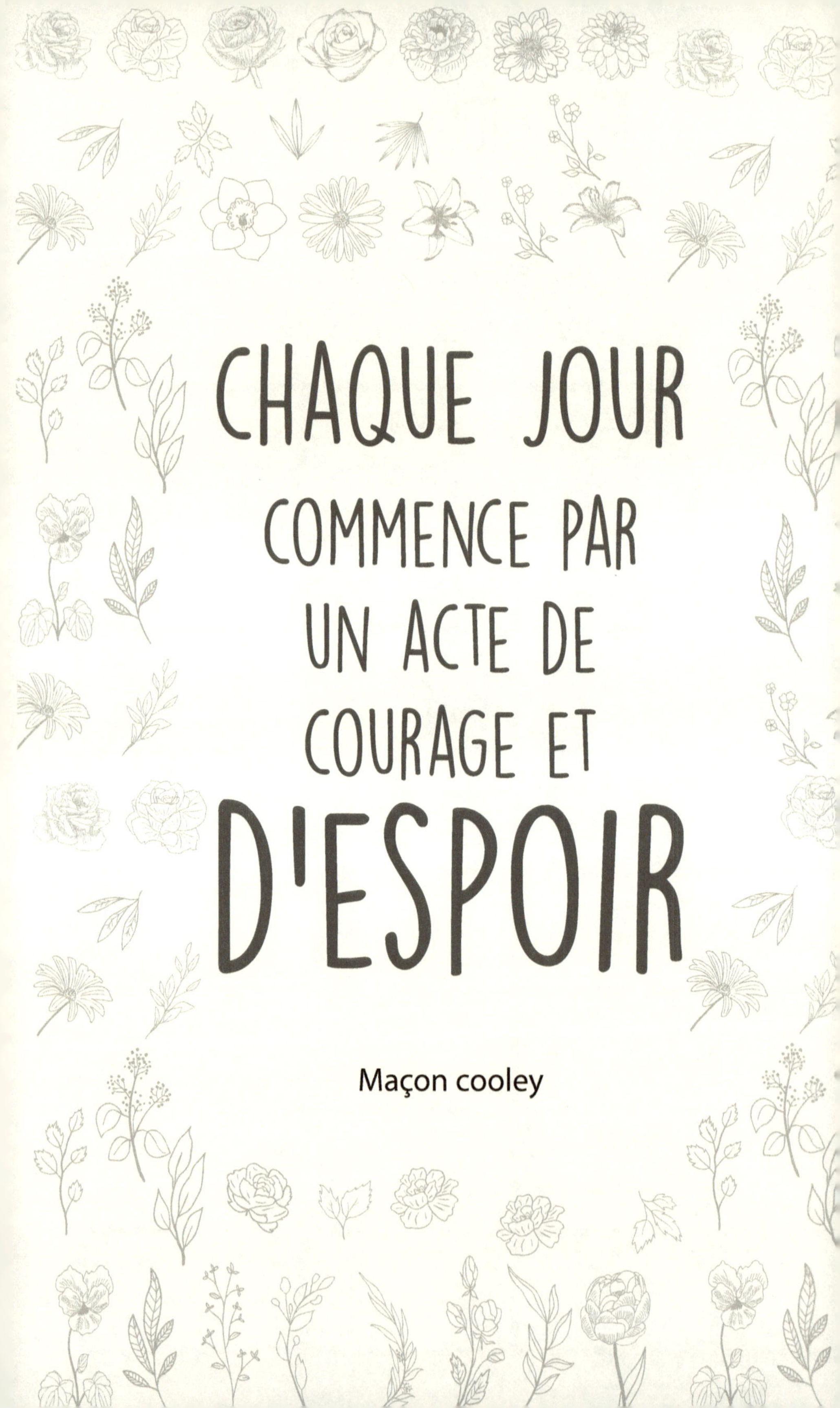

CHAQUE JOUR
COMMENCE PAR
UN ACTE DE
COURAGE ET
D'ESPOIR

Maçon cooley

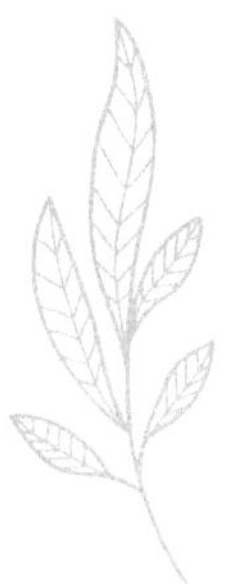
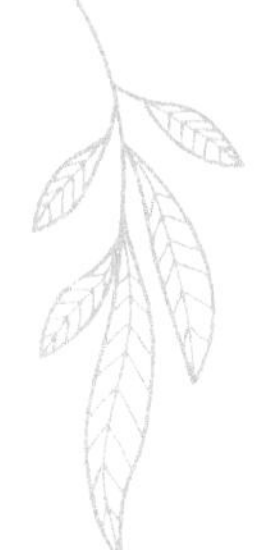

# C'est le jour !

Date du déclenchement

........../.........../...........

Réalisé par :

☐ Mon conjoint   ☐ Infirmier(e)

☐ Moi

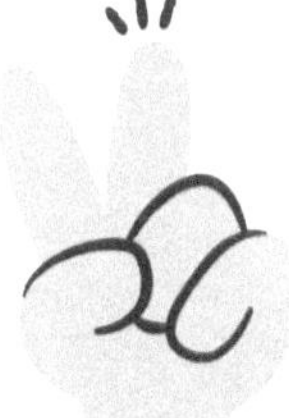

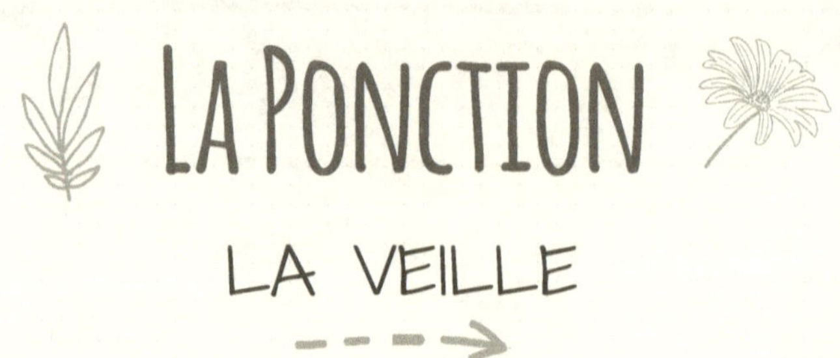

# LA PONCTION

## LA VEILLE

----->

# Ne pas oublier:

De régler mon réveil à :.................heures

De préparer les éléments ci-dessous :

- Carte vitale
- Carte d'identité
- Carte de mutuelle
- Autres documents ...

Comment je me sens ?

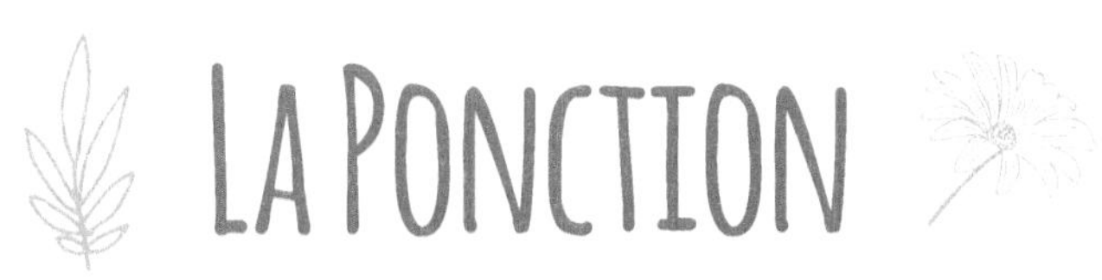


## LA VEILLE

Je note ici les instructions importantes du centre...

Je note ici toutes les informations
concernant le jour du transfert

Date ......./......./.......        Heure  ..............

Lieu ....................................................................

Nombre d'embryons transférés

....................

Nombre de jour de développement

....................

Nombre d'embryons vitrifiés

....................

Mon humeur du jour   

Je note ici ce que je retiens
de cette journée:

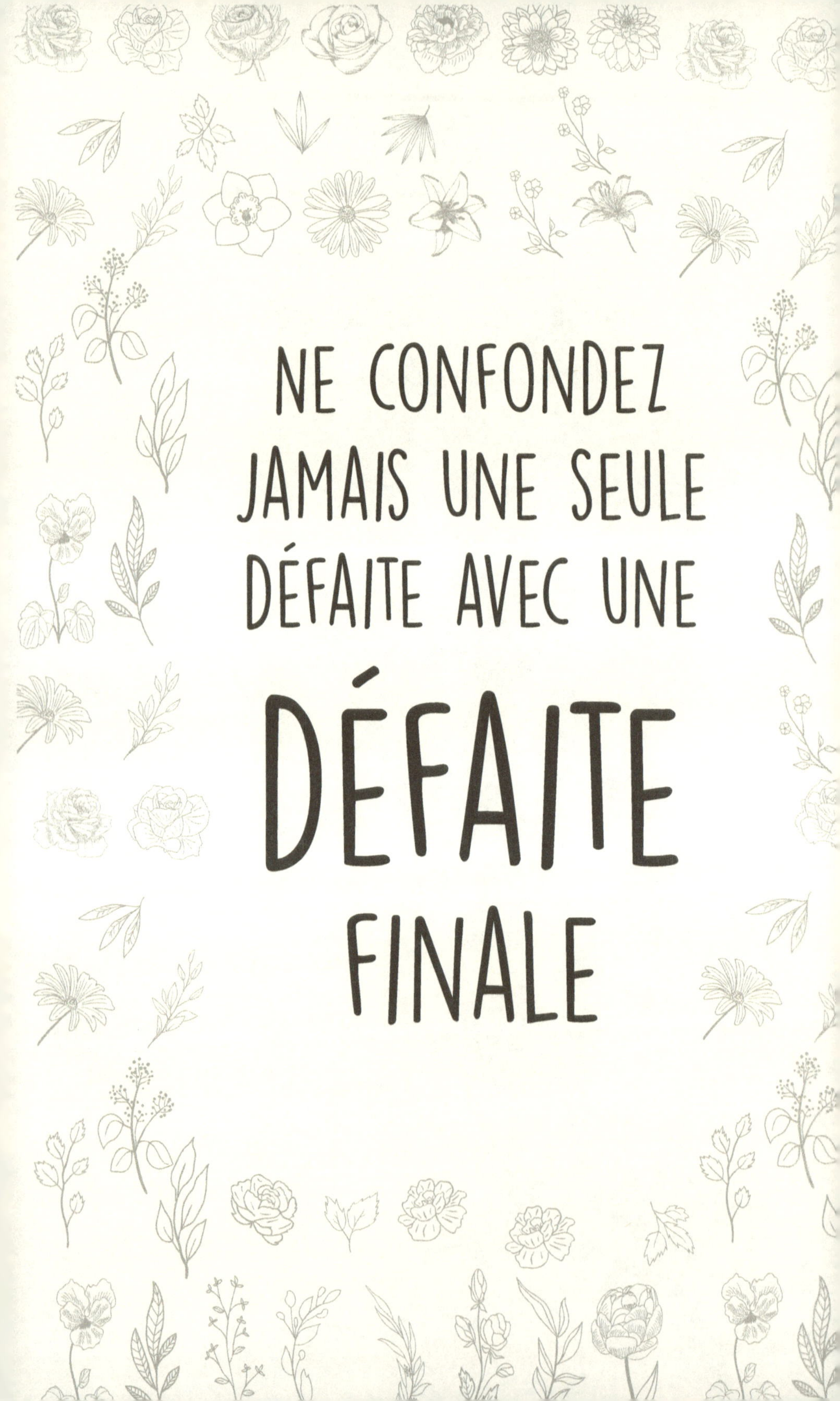

NE CONFONDEZ JAMAIS UNE SEULE DÉFAITE AVEC UNE DÉFAITE FINALE

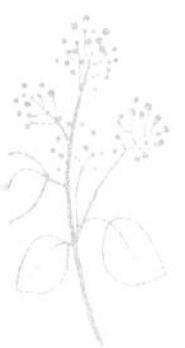

# Le Test De Grossesse

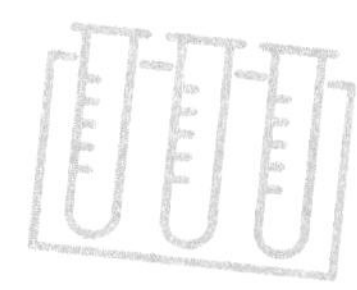

Date ....... / ....... / .......

Lieu ...............................................................................................

Mon test de grossesse est :

☐ Positif          ☐ Négatif

Ce que je retiens de cette journée:

# NOTES

# NOTES

# NOTES

# NOTES

# NOTES

# NOTES

# NOTES

# NOTES

# NOTES

# NOTES

# NOTES

# NOTES

# NOTES

# NOTES

# NOTES

# NOTES

# NOTES

# NOTES

# NOTES

# NOTES

# PHOTOS SOUVENIR
## À COLLER

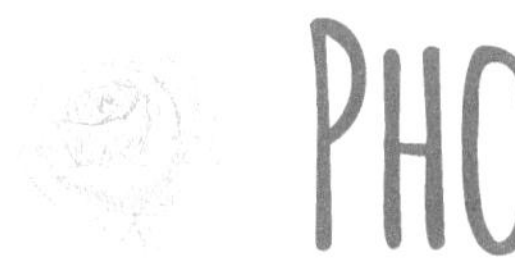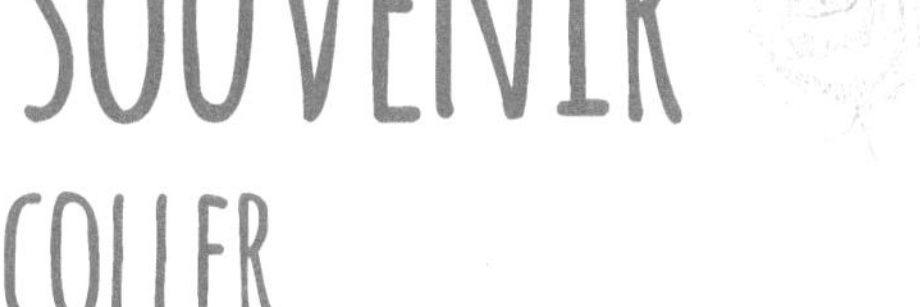

# PHOTOS SOUVENIR
## À COLLER

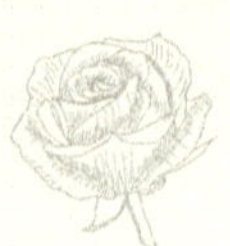

# PHOTOS SOUVENIR
## À COLLER

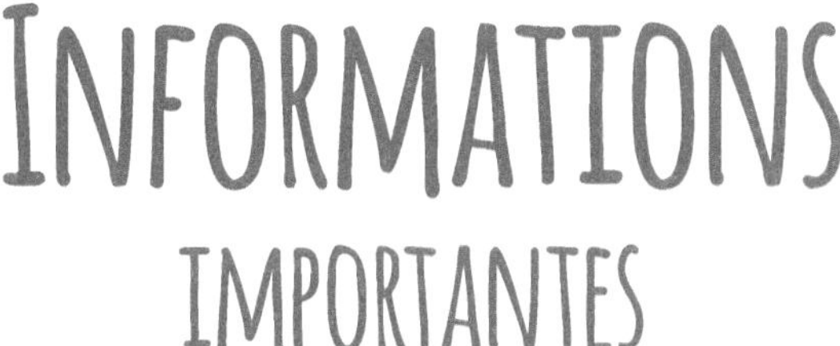

# INFORMATIONS
## IMPORTANTES

Je note ici toutes les informations imporantes

# INFORMATIONS
## IMPORTANTES

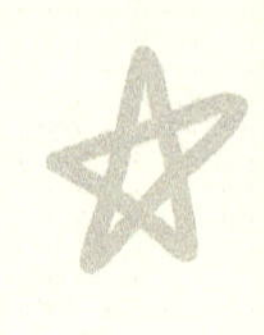

Je note ici toutes les informations imporantes

# INFORMATIONS
## IMPORTANTES

Je note ici toutes les informations imporantes

 # INFORMATIONS
## IMPORTANTES

Je note ici toutes les informations imporantes

# INFORMATIONS
## IMPORTANTES

Je note ici toutes les informations imporantes

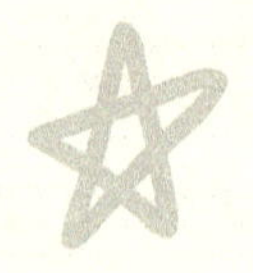 

# Informations
## IMPORTANTES

Je note ici toutes les informations imporantes

# INFORMATIONS
## IMPORTANTES

Je note ici toutes les informations imporantes

#  INFORMATIONS 
## IMPORTANTES

Je note ici toutes les informations imporantes

# Informations
## importantes

Je note ici toutes les informations imporantes

# Informations

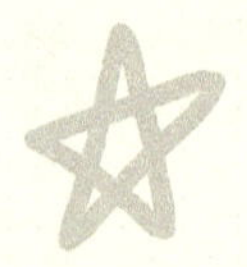

## Importantes

Je note ici toutes les informations imporantes

# Informations

## importantes

Je note ici toutes les informations imporantes

# INFORMATIONS
## IMPORTANTES

Je note ici toutes les informations imporantes

# Informations
## importantes

Je note ici toutes les informations imporantes

#  Informations 
## IMPORTANTES

Je note ici toutes les informations imporantes

# INFORMATIONS
## IMPORTANTES

Je note ici toutes les informations imporantes

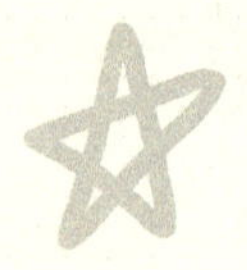 # INFORMATIONS 
## IMPORTANTES

Je note ici toutes les informations imporantes

# INFORMATIONS
## IMPORTANTES

Je note ici toutes les informations imporantes

# INFORMATIONS
## IMPORTANTES

Je note ici toutes les informations imporantes

# INFORMATIONS
## IMPORTANTES

Je note ici toutes les informations imporantes

# INFORMATIONS
## IMPORTANTES

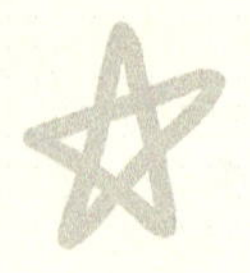

Je note ici toutes les informations imporantes